James Compton Burnett

Fieber und Blutvergiftung und ihre Behandlung

unter besonderer Berücksichtigung der

Verwendung von Pyrogenium

Fieber und Blutvergiftung und ihre Behandlung unter besonderer Berücksichtigung der Verwendung von Pyrogenium

von James Compton Burnett

Anhang: Eine Arzneimittelübersicht

von Pyrogenium

Übersetzung von Kerstin Kronenberger

und Katharina Peiter

Arzneimittelübersicht von Katharina Peiter

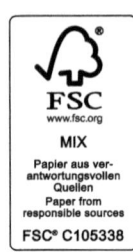

Impressum
Übersetzung von Kerstin Kronenberger und Katharina Peiter

Katharina Peiter
Schußleitenweg 163
90451 Nürnberg

Kerstin Kronenberger
Im Erlet 26
90518 Altdorf bei Nürnberg

Titelbild:
Evelyn Mulzer
www.kunstlabor-mulzer.de

Bibliografische Information der Deutschen Nationalbibliothek:
Die Deutsche Nationalbibliothek verzeichnet diese Publikation in der Deutschen Nationalbibliografie; detaillierte bibliografische Daten sind im Internet über http://dnb.dnb.de abrufbar.

Lektorat:
Kerstin Kronenberger
www.lektorat-altdorf.de

Herstellung und Verlag: BoD – Books on Demand, Norderstedt
ISBN: 9783756216178

Vorwort der Übersetzerinnen

Das alte medizinisch-pharmazeutische Wissen, das in vielen Bereichen bis heute wertvolle Behandlungsmöglichkeiten bereithält, gerät leider zunehmend in Vergessenheit.

Mit unseren Neuübersetzungen der Werke der ‚alten Meister‘ möchten wir diesem drohenden Verlust von medizinischem Wissen entgegenwirken. In dem vorliegenden Band stellt James Compton Burnett (1840 - 1901) *Pyrogenium* und seine Anwendung bei Fiebererkrankungen vor.

Wir möchten an dieser Stelle insbesondere unserem Lehrer Yves Laborde herzlich danken, der uns in seinen Seminaren sowohl auf den Homöopathen J. C. Burnett sowie auf das vorliegende Werk aufmerksam machte.

Evelyn Mulzer danken wir für das Titelbild, das unter dem Einfluss der Arznei *Pyrogenium* für dieses Buch entstanden ist.

Kerstin Kronenberger, Katharina Peiter

31. Mai 2022

Vorwort

Seit mehreren Jahren benutze ich *Pyrogenium* gegen Typhus und in Verdachtsfällen von Blutvergiftung, da aber meine Möglichkeiten, Fiebererkrankungen zu beobachten, gering sind, hatte ich keine Veranlassung, meine Beobachtungen niederzuschreiben. Vielmehr meinte ich, dass einige Kollegen mit mehr Erfahrung bei anhaltenden Fiebern in Kürze mit ihrem Wissensschatz bezüglich dieses kraftvollen Heilmittels an die Öffentlichkeit treten würden; ich habe lange gewartet, aber meine Nachforschungen ergaben, dass *Pyrogenium* als therapeutisches Mittel praktisch unbekannt ist. Nachdem Dr. Drysdale aus Liverpool zum ersten Mal *Pyrogenium* in das Bewusstsein der Ärzteschaft gebracht hatte, suchte ich im ‚Norden' nach Informationen für den klinischen Nutzen der Arznei, leider vergeblich. Einige Zeit später, als mein Vorrat an *Pyrogenium* zur Neige gegangen war, habe ich Nachforschungen im ‚Norden' veranlasst hinsichtlich des Erhalts einer frischen Lieferung, aber ich wurde in Kenntnis gesetzt, dass *Pyrogenium* den Praxistest nicht bestanden hatte, tatsächlich wertlos und therapeutisch als unbrauchbar verworfen worden war. Ich werde nicht nach dem Grund für diese gegenteilige Einschätzung suchen, sondern lediglich darauf hinweisen, dass dieses Urteil aufgrund meiner Erfahrungen dahingehend zu revidieren ist, dass *Pyrogenium* gleichsam „das Aconit der typhösen oder typhoiden Fieberarten" ist, wie Drysdale es so prägnant formulierte.

Da jedoch erfahrungsgemäß übermäßiges Lob oftmals zum Ruin neuer Arzneimittel führt, möchte ich vorsichtig sein, *Pyrogenium* zu sehr anzupreisen. Dennoch bin ich weitgehend sicher, dass die Wirkung von *Pyrogenium* bei Pyrexie durch Blutvergiftung der Vorstellung eines Spezifikums sehr nahe kommt. Lassen wir es seine eigenen Kämpfe ausfechten, wozu es meiner Meinung nach sehr wohl in der Lage ist.

Als ich hörte, dass Dr. Shuldham aus Putney einige praktische Erfahrungen mit *Pyrogenium* gemacht hat, schrieb ich ihm, um mich zu erkundigen, worum es sich dabei handelte. Seine freundliche und bereitwillige Antwort findet sich am Ende dieses Heftchens. Ich wäre erfreut, in zukünftigen Ausgaben entsprechende Erfahrungen meiner Kollegen hinzufügen zu können.

Zwei der führenden homöopathischen Apotheker Londons haben freundlicherweise die Arznei für mich hergestellt, so dass *Pyrogenium* nun flächendeckend bei jedem homöopathischen Chemiker erworben werden kann, die führenden der Hauptstadt haben es vorrätig. Die pharmazeutischen Apotheker, die es selbst zubereiten möchten, finden die detaillierte Anleitung in der Broschüre von Dr. Drysdale, aber der Kontrollversuch an Mäusen sollte nicht ausgelassen werden und die Dilutionen sollten ordnungsgemäß durchgeführt werden, *nicht* aber mit Glyzerin.

Ich empfehle die gewöhnliche sechste centesimale homöopathische Verdünnung, fünf Tropfen in einem Teelöffel

Wasser, alle zwei Stunden. Dies ist unbedenklich und kann auch einem jungen, zarten Säugling verabreicht werden.

Auf den folgenden Seiten gehe ich nur insoweit auf Details ein, als diese meinen Lesern helfen können, sich ein unabhängiges Urteil über den Nutzen von *Pyrogenium* bei Fieber zu machen.

J. Compton Burnett

Fieber und Blutvergiftung und ihre Behandlung unter besonderer Berücksichtigung von Pyrogenium

von James Compton Burnett

Hätten die Homöopathen in der praktischen Medizin auch nichts anderes getan, als den Gebrauch von *Aconitum* bei Entzündungen und Fiebern entzündlicher Natur festzulegen und zu spezifizieren, so hätten sie sich bereits die unsterbliche Dankbarkeit der gesamten Menschheit verdient. Es ist allgemein bekannt, dass die Anwendung von *Aconitum* von ihnen mit wissenschaftlicher Genauigkeit festgelegt wurde, dafür bedarf es keiner weiteren Erklärung, denn *„wir trinken unser Aconit nicht aus einem Wilksianischen Becher".* Aber während es eine Tatsache ist, dass wir die entzündlichen Fieber im Griff haben, mussten wir bisher typhoide und andere anhaltende Fieber durch Blutvergiftung auf andere Art und Weise behandeln.

Angenommen, dass *Aconitum* auch bei anhaltenden Fiebern kein geringes Mittel ist, wird es sie weder eindämmen, noch ihren Verlauf abkürzen. Gleichwohl wird es sie erleichtern und sogar dazu beitragen, einen milden Verlauf noch milder zu gestalten, etwa durch Schweißabsonderung.

Angenommen auch, dass *Baptisia tinctoria* gute Ergebnisse bei Fällen von anhaltenden Fiebern bewirken, und sogar Fälle von Magenkatarrh kupieren kann, so kann ich aufgrund eigener Erfahrung behaupten, dass es weit davon entfernt ist, anhaltende Fieber, die mir begegnet sind, zu beherrschen. Die allopathische Behandlung der anhaltenden Fieber spiegelt indes die hoffnungslose Ratlosigkeit: Die Patienten überleben oder sterben einfach entsprechend dem Verhältnis der Fiebererreger zu ihrer Körpermasse sowie (bei einer nicht unbedingt letalen Dosis) im Verhältnis zu ihren Abwehrkräften, was auch durch die hygienischen Bedingungen beeinflusst wird. Natürlich kann *kein* Therapiesystem *irgendeinen* Nutzen haben, wo die Menge der Erreger unmittelbar tödlich ist. Die 'Umsorgung und Pflege' ist hier der Rettungsanker!

In der neuen modernen Medizin ist dieser Zustand der Verzweiflung im Hinblick auf die Behandlung der anhaltenden Fieber eingetreten. Das habe ich in den besten Krankenhäusern Europas und unter den besten allopathischen Ärzten der modernen Zeit gesehen. Gleichwohl will ich nicht bestreiten, dass Urteilsvermögen und Krankenpflege sowie der Einfallsreichtum manch kluger klinischer Ärzte zuweilen einen Fall in einer begleitenden Krise wird retten können, aber das ist alles, was wahrhaftig zuzugestehen ist.

Die Hydropathie ist bei anhaltenden Fiebern mitunter erfolgversprechend, aber ihre Wirkung nicht sehr zuverlässig.

Die Homöopathie hat sich bisher nur wenige Lorbeeren bei anhaltenden Fiebern verdient, obwohl die Homöopathen mit Hilfe von *Baptisia, Arsenicum*, den Schlangengiften, *Mercurius, Gelsemium, Aconit, Phosphorus* und vielen anderen mehr oder weniger symptomatisch oder theoretisch angezeigten Heilmitteln schon die besten Ergebnisse erzielen – so bescheiden diese auch sein mögen. Keines der angewandten Heilmittel deckt den Fall vollständig ab, nicht einmal theoretisch. Um einen

Typhusfall abschließend zu begleiten, brauchen wir oftmals die Hilfe von einem Dutzend unterschiedlicher Heilmittel für verschiedene Symptome und Syndrome, die der Reihe nach erscheinen. Und am Ende stirbt der Patient oft an Diarrhoe, Hämorrhagien oder an etwas anderem. Und ich beziehe mich dabei nicht nur auf Fälle von mittellosen Patienten oder solchen, die unter schlechten hygienischen Bedingungen leben, sondern auf Fälle aus wohlhabenden Kreisen mit bester Hygiene, Krankenpflege und hervorragenden Ärzten aus den fortschrittlichsten medizinischen Instituten, die alle bestrebt sind, ihr Bestes zu geben. Tatsache ist, dass anhaltende Fieber unsere Lehrmeister sind, und wir können auch mit Homöopathie, guter Krankenpflege, guter Hygiene und dem 'Besten von allem' den Feind nur durch einzelsymptomatische, theoretische Behandlung bekämpfen. Und somit mildern wir den Verlauf der meisten Fälle und retten das Leben von wenigen, die möglicherweise ohne unsere Hilfe erlegen wären. Ich will nicht bestreiten, dass die Homöopathie auch auf diesen Erfolg stolz sein kann, aber wenn man alles zusammennimmt, ist dies nicht gut genug, um sich darauf auszuruhen. Vielmehr sollten uns diese Erfahrungen mit Demut und Ernüchterung erfüllen und uns ermahnen, etwas Besseres zu finden.

Ich war in diesem Gemütszustand, als Dr. Drysdale um 1880 den Vorschlag unterbreitete, *Pyrexin* als Heilmittel gegen Typhus und Entzündungsfieber anzuwenden. Aber sowohl die Dosis als auch die Art der Anwendung erregten meinen Widerwillen. Ich fühlte, dass ich diese Behandlung für mich selbst nicht wollte, und so kam ich davon ab, nicht ohne ein Gefühl des Ekels zu verspüren. Und da es für mich grundsätzlich nicht in Frage kommt, einem anderen Menschen ein Heilmittel zu verabreichen, das ich selber in einer entsprechenden Situation nicht einnehmen wollte, habe ich an *Pyrexin* als Arznei keinen weiteren Gedanken verschwendet.

Die Zeit verging und es kamen gelegentliche Fälle von anhaltenden typhoiden Fiebern unter meine alleinige Behandlung oder zur Konsultation mit anderen Medizinern, aber weder ich noch die erfahreneren Männer, die ich um Unterstützung bat, konnten sie heilen. Die erfahrensten und angesehensten homöopathischen Londoner Ärzte sahen sich freundlicherweise zwei aufeinanderfolgende Fälle mit mir zusammen an; ihre und meine Behandlungen waren praktisch identisch, ebenso wie die Ergebnisse – beide Patienten starben nach einigen Wochen symptomatischer Behandlung, und wieder sah es zuweilen so aus, als könnten die Fälle geheilt werden. Aber offensichtlich haben wir nur Symptome und Syndrome geheilt – der Krankheitsprozess schritt indes ungestört in seinem eigentlichen Verlauf fort; die verschiedenen Heilmittel taten etwas, aber sie kratzten nur an der Oberfläche des Krankheitsgeschehens, sie passten nicht, und ich musste mich auf die Suche nach einer besseren Behandlung für die zukünftigen Fieberfälle machen, die mir begegnen würden. Und Dr. Drysdale's *Pyrexin* stand immer noch im Raum.

Bevor ich weiterforschte, hielt ich es für das Beste, *Pyrexin* auszuprobieren: Es gibt handfeste theoretische Grundlagen für seine Nutzung bei Fiebern, ganz abgesehen von Dr. Drysdale's

Ergebnissen, die „erfolgreich waren und verheißungsvoll sind"
(S. 16).

Mr. Heath aus der Ebury Street stellte freundlicherweise das
Mittel gemäß den Anweisungen von Dr. Drysdale her („On
Pyrexin or Pyrogen as a Therapeutic Agent' von John Drysdale,
M. D., London: Bailliere, Tindall, & COX, 20 King William Street,
W. C., 1880), und es wurde bis zur sechsten und zwölften
centesimalen Verdünnung für meinen Gebrauch bereitgestellt.

Bevor ich auf meine Erfahrungen mit *Pyrexin* oder
Pyrogenium eingehe, ist es vielleicht hilfreich, aus Dr. Drysdale's
Arbeit zu zitieren; seine Ausführungen sind äußerst präzise, was
eine Komprimierung des entscheidenden Abschnitts
verunmöglicht, weshalb ich den Abschnitt in voller Länge
wiedergebe. Dr Drysdale schreibt:

„Als ich die experimentellen Ergebnisse, die auf der Theorie
der Erreger als Grundlage von Krankheiten beruhen,
untersuchte, wurde ich auf eine Anmerkung von Dr. Burdon
Sanderson im British Medical Journal vom 13.2.1875
aufmerksam. Sie lautete folgendermaßen: 'Lassen Sie mich Ihre
Aufmerksamkeit auf die bemerkenswerte Tatsache lenken, dass
kein therapeutischer Wirkstoff, kein im Labor synthetisiertes
Mittel, kein Gift bekannt ist, welches Fieber hervorrufen kann.
Die einzigen Flüssigkeiten, die diese Eigenschaft besitzen, sind
Flüssigkeiten, die entweder Bakterien enthalten oder eine
deutliche Neigung zu deren Produktion zeigen.' Der letzte Satz
ist eingeschränkt durch Aussagen an anderer Stelle sowie durch

andere Quellen, dass der fieberproduzierende Wirkstoff eine chemische, unbelebte Substanz ist, die durch lebende Bakterien gebildet wird, aber ihrerseits unabhängig von deren weiterem Einfluss wirkt. Sie wird nicht nur durch die Bakterien gebildet, sondern auch durch lebendige Eiterteilchen oder belebtes Blut- oder Gewebeprotoplasma, aus dem diese Körperchen entstehen. Diese Substanz ist, wenn sie von Bakterien produziert wird, das *Sepsin* von Panum und anderen. Aber im Hinblick auf ihren Ursprung vom Eiter und der ihr innewohnenden fiebererregenden Kraft nennt es Dr. B. Sanderson *Pyrogen*. Wenn es jedoch therapeutisch verwendet werden soll, dann schlage ich den neutraleren Namen 'Pyrexin' vor. Ich kann nicht uneingeschränkt der Aussage zustimmen, dass keine gifthaltigen Arzneien Fieber produzieren können, da ohne Zweifel *Aconit*, *Belladonna*, *Arsenicum*, *Chinin*, *Baptisia*, *Gelsemium* und eine Menge anderer Mittel in der Tat neben anderen Symptomen mehr oder weniger febrile Zustände hervorrufen. Aber diese treten nur nach wiederholter Einnahme auf sowie in Abhängigkeit von der Disposition der Versuchsperson. Die entsprechende Wirkung ist somit abhängig vom einzelnen Fall und der Dosierung oder die Mittel rufen die febrilen Zustände im Rahmen eines umfangreichen lokalen Krankheitsherdes oder eines generalisierten pathologischen Zustandes hervor, gleichsam als sekundäre Erscheinung. Insofern ist es tatsächlich zutreffend, dass keine andere bekannte Substanz einen idiopathischen Fieberzustand zuverlässig, unmittelbar und beabsichtigt nach einer verabreichten Dosis erzeugt. Diese unmittelbare und zuverlässige Wirksamkeit sollte es zu einem in höchstem Maße wertvollen Heilmittel machen, wenn es jemals therapeutisch eingesetzt werden kann. Und wenn das Ähnlichkeitsprinzip hier ebenso anwendbar ist wie in anderen Fällen, sollte es sich bei bestimmten Fieberzuständen und Bluterkrankungen, mit deren pathologischen Symptomen es übereinstimmt, als heilsam erweisen. Um diese These einem praktischen Test zu unterziehen, lassen Sie uns kurz die Symptome und pathologischen Veränderungen durch *Sepsin* oder *Pyrogenium* zusammenfassen, jenseits aller bakteriellen, selbstreproduktiven oder ansteckenden Krankheitsursachen. In einer Versuchsreihe von Dr. B. Sanderson mit einer nichtletalen Pyrogendosis an Hunden (d. h. 1,25 ccm der wässrigen Verdünnung pro kg Körpergewicht oder ein halbes Gran der Reinsubstanz für einen durchschnittlich großen Hund) zittert das Tier und beginnt, ruhelos umherzuwandern. Zugleich steigt die Körpertemperatur um 2-3 Grad Celsius, wobei das Maximum am Ende der dritten Stunde erreicht wird. Das Tier leidet unter starker muskulärer Schwäche, Durst und Erbrechen, gefolgt von trübem und dünnem Schleim, und schließlich blutigem Durchfall und Tenesmus. Diese Symptome lassen nach vier bis fünf Stunden nach und das Tier erlangt seinen normalen Appetit und seine Lebendigkeit mit wunderbarer Schnelligkeit wieder. Ich erwähne diese Tatsache als Beweis dafür, dass das septische Gift nicht die geringste Tendenz zeigt, sich in dem Organismus zu vermehren. Darüber hinaus erscheint es sehr wahrscheinlich, dass, falls der Tod eintritt, dies wohl nicht durch die Darmstörungen geschieht, sondern vielmehr durch den Kräfteverlust der willkürlichen Muskulatur und des Herzens (Brit. Med. Journ., II., S. 913). Ein weiterer Beweis für Kreislaufversagen als Ursache für einen eventuell tödlichen

Verlauf ist der allmähliche Anstieg und Abfall der Temperatur in den ersten vier Stunden bei den nichtletalen Fällen mit deutlichen Magen-Darm-Symptomen. Hingegen ist bei den tödlich verlaufenden Fällen ein rascher Anstieg auf 104 °F (40 °C) zu beobachten mit ebenso schnellem Abfall unter die normale Körpertemperatur kurz vor dem Tod, was auf ein Herzversagen hindeutet. Bei den tödlichen Fällen durch höhere Dosen steigern sich die obigen Symptome, bis es zu Darmblutungen, unaufhörlichem Durchfall, Kollaps und Tod kommt. In der Obduktion findet man einen Blutaustritt in den Abschnitten unterhalb des Endokards im linken Ventrikel, manchmal an den Papillarmuskeln und manchmal in der Nähe der oder auf den Herzklappen. Ähnliche, jedoch weniger deutliche Erscheinungen sind am rechten Ventrikel zu beobachten. Ähnliche Stellen von Ekchymosen zeigen sich an Pleura und Perikard. Die Milz ist vergrößert und voller Blut. Die Schleimhaut von Magen und Dünndarm ist stark angegriffen durch die Ablösung des Epithels, und die Absonderung einer blutigen Flüssigkeit dehnt das Darmlumen. Diese Erscheinungen zeigen eine allgemeine wie auch lokale Tendenz zu Stauung und kapillären Hämorrhagien sowie Kongestion und kapillärer Stase der Magen-Darm-Schleimhaut mit Zerstörung des Epithels als Eigentümlichkeit der Erkrankung. Der Zustand des Blutes spielt eine große Rolle bei den krankhaften Vorgängen, seine Farbe ist dunkler und die Blutkörperchen ordnen sich zu Klumpen statt zu Rollen. Viele der Blutkörperchen sind teilweise im *liquor sanguinis* aufgelöst und färben ihn rot: Eine große Menge des Hämoglobins geht durch die Darmentleerung sowie die Umwandlung in Bilirubin verloren, der partielle Zerfall der weißen Blutkörperchen wird als

Ursache für die kapilläre Stase durch die Freisetzung der Fibrinabfälle angenommen.

Die symptomatischen und pathologischen Wirkungen entsprechen im Wesentlichen denen des Menschen; und in der Tat ist die Übereinstimmung zwischen den Symptomen, dem Krankheitsbild sowie dem Zustand des Blutes bei Sepsis infolge einer Wundverletzung und den Folgen einer experimentellen Vergiftung mit *Sepsin* sehr groß.

Wenn man davon ausgeht, dass diese mächtige Substanz, die derartige bemerkenswerte Wirkungen hervorruft, zur alternativen therapeutischen Behandlung bei krankhaften Zuständen eingesetzt würde, die zu ihr das pathologische Similimum abbilden, um welche Krankheitszustände handelt es sich dann und wie können sie bei der komplexen Erscheinung der Fieber beim Menschen erkannt werden? Um dies zu beantworten, müssen wir zuerst herausfinden, was die unmittelbare Ursache des Fiebers ist, mit der wir es zu tun haben, wenn wir eine gezielt wirksame Arznei einsetzen. Auf diese Frage gibt der Artikel zu den Experimenten von Senator, Leyden und anderen von B. Sanderson (siehe Blue Book, 1876, No. 1, Appendix) eine Antwort, zumindest bezüglich des Phänomens, das die Bezeichnung Pyrexie bestimmt, nämlich die erhöhte Temperatur.

Hängt die Körpertemperatur von der Produktion und der Ausleitung der Hitze ab, wobei jene auf der Funktion des lebenden Protoplasmas und diese auf Funktionen der Kreislauforgane, der Atmung und der Ausscheidung beruht, stellt sich die Frage, ob die fieberhafte Erhöhung der Körpertemperatur durch erstere oder letztere bedingt ist. Diese Frage beantwortet Dr. B. Sanderson folgendermaßen (S. 45): „Es ergeben sich zwei Möglichkeiten. Zum einen kann das Fieber auf der Grundlage einer Funktionsstörung der Nervenzentren entstehen. Indem das Nervensystem die systemischen Körperfunktionen beeinflusst, kontrolliert es die Freisetzung der Hitze an der Hautoberfläche, durch den Wärmerückhalt steigt die Körpertemperatur und beeinflusst schließlich den lebenden Organismus, so dass es etwa zu einer Ernährungsstörung kommt. Andererseits ist es möglich, dass das Fieber im lebenden Gewebe entsteht und von vornherein eine Funktionsstörung des Protoplasmas ist. Alle systemischen Beeinträchtigungen wären mithin sekundär. Ich denke, dass die vorliegenden Befunde ausreichen, um eine endgültige Ablehnung der ersten Hypothese in all ihren Ausprägungen zu rechtfertigen. Denn einerseits haben wir gesehen, dass keine Störung der systemischen Funktionen oder deren übergeordneter Nervenzentren in der Lage ist, einen der febrilen Pyrexie vergleichbaren Zustand herbeizuführen. Und andererseits ist es möglich, dass ein solcher Zustand im Organismus entsteht und fortbesteht, nachdem der Einfluss des zentralen Nervensystems auf das Gewebe durch die Abtrennung des Rückenmarks beendet wurde. Somit dürfen wir annehmen, dass der Ursprung des Fiebers im Gewebe liegt, und hoffen, dies als Grundlage für eine Erklärung des ganzen Vorgangs nehmen zu können. An anderer Stelle wurde die Schlussfolgerung gezogen, dass tatsächlich im Protoplasma des Blutes und der Muskeln die Funktionsveränderungen wie auch die Auflösung stattfinden, die

die Veränderungen der Körpertemperatur bedingen, und zweifelsohne auch die anderen wesentlichen, für das Fieber charakteristischen Erscheinungen.

Was würden wir also aufgrund dieser Erkenntnisse von einem Mittel erwarten, das als Heilmittel unmittelbar auf den Fieberzustand einwirkt? Sicherlich keine greifbare Beeinträchtigung des Nervensystems, welche bei einem Gesunden die Temperatur durch Wärmeabgabe senken kann, wie es bei großen Gaben von *Chinin* oder der physikalischen Anwendung kalter Bäder zu erwarten ist. Und auch nicht die generelle Unterstützung der Lebenskräfte, bis die Krankheit ihren Lauf nimmt, wie es etwa beim Alkohol zu erwarten ist. Vielmehr würden wir eine einfache Veränderung der übersteigerten und irregeleiteten Abläufe im Protoplasma erwarten, worin die unmittelbare Ursache für das Fieber liegt. Sie müsste derartig beschaffen sein, dass sie dem Protoplasma wieder zur Normalisierung verhilft. Lassen Sie uns von Beale´s Hypothese ausgehen (ohne den Versuch zu unternehmen, diese zu überprüfen, sondern lediglich um eine verständliche Erklärung zu geben), dass der Entzündung und dem Fieber die Degeneration der Bioplasten von Blut und Gewebe im Grad der biologischen Entwicklung zugrunde liegt, was die Produktion eines schneller wachsenden und zerfallenden Protoplasmas bedingt. Unsere vollständigste und perfekte Vorstellung eines unmittelbar wirkenden Heilmittels wäre damit eines, das als spezifischer Stimulus auf das betroffene Protoplasma wirkt und seine Funktionsweise in seinen normalen Zustand zurückversetzt. Seit langem ist dies meine Ansicht über die

Wirkung von *Aconitum* bei entzündlichem Fieber, zumindest dass es auf das durch Fieber affizierte Protoplasma wirkt, nicht aber unmittelbar auf die vasomotorischen Nerven, das Herzzentrum oder das Rückenmark. Wiederholt hat sich nämlich gezeigt, dass seine Wirkung zu gering ist, um einen beruhigenden Einfluss bzw. überhaupt einen merklichen Effekt auf das Herz oder gar die Innervierung zu haben. Lebendes Gewebe oder Protoplasma ist in Abhängigkeit der prädisponierenden und auslösenden Ursachen zu einer unbegrenzten Vielfalt von krankhaften Reaktionen imstande. Daher kann auch Fieber mannigfaltig in seinen Eigenschaften variieren, sogar unabhängig vom Vorhandensein einer Versehrung, die einem spezifischen Fieber eignet. Somit kann ein unmittelbar heilendes Arzneimittel nur für wenige Fieberarten, oder gar nur für eine angewendet werden, *Aconitum* passt etwa für entzündliche Fieber, *Chinin* bei malariaähnlichen, intermittierenden Fiebern – während sie, würde man sie austauschen, unwirksam blieben. Für welche Art von Fieber würden wir also *Pyrexin* oder *Pyrogenium* anwenden? Den entscheidenden Hinweis, denke ich, gibt der Zustand des Blutes, denn dieser ist das herausragendste und wichtigste Zeichen einer Sepsis; die lokalen Kongestionen und Extravasationen sind nicht so durchgängig und gravierend, wie es die Lage erwarten ließe. Stellen wir den charakteristischen Zustand des erhöhten Fibrinspiegels im Blut bei entzündlichen Fiebern mit seiner hellen Blutfarbe, dem Leukozytenfilm, festen Blutgerinnseln und der Anordnung der roten Blutkörperchen in Rollen dem bereits beschriebenen septischen Zustand des Blutes mit seinem dunklen und in Auflösung befindlichen Zustand, mit losen Gerinnseln, mit der Zusammenklumpung roter Blutkörperchen und einer Erhöhung der weißen Blutkörperchen gegenüber, dann werden wir scharf abzugrenzende Unterscheidungsmerkmale sehen. Letzterer Zustand des Blutes ist überaus ähnlich, wenn nicht sogar identisch mit dem der typhösen oder adynamischen Fieber. Und tatsächlich ist bei der Beschreibung tödlich verlaufender Sepsisfälle nach Wunden die Ähnlichkeit der Symptome mit derartigen Fiebern so groß, dass üblicherweise die Bezeichnung 'typhös' für ihre Beschreibung herangezogen wird. Insofern kann man als einfachste Unterscheidung der Indikationen für die Anwendung von *Pyrexin* oder *Pyrogenium* den typhösen oder typhoiden Charakter bzw. Fiebertyp angeben – beim Gebrauch der Adjektive in ihrer herkömmlichen Verwendung. Denn obgleich die klinische Unterscheidung von enterischem Fieber und Typhus ein großer Gewinn ist, ist es doch bedauerlich, dass die Bezeichnung 'typhoid' für ersteres gebraucht wurde, da es entweder die Terminologie verwirrt, oder uns einer bislang geläufigen Bezeichnung für eine Fiebereigenschaft beraubt zur Unterscheidung einer spezifischen Krankheit. Es wäre praktischer, auf die Nomenklatur von Cullen zurückzugreifen, also Synocha für entzündliche Fieber zu verwenden, typhöser oder typhoider Zustand für die schwache, kraftlose oder asthenische Fiebereigenschaft oder -qualität und Synochus für den gemischten Typus, der anfänglich entzündlich und gegen Ende typhös ist. Ich weiß nicht, ob die exaktere Unterscheidung des typhösen, enterischen und Rückfallfiebers in abgrenzbare spezifische Krankheiten die Grundlage für die Leugnung der Existenz der oben vorgenommenen Unterscheidungen des allgemeinen fieberhaften Zustands ist. Und deshalb sollten wir die Begriffe 'entzündlich' und 'typhös' bzw. 'typhoid' als Bezeichnung für die unterschiedlichen Fieberqualitäten bzw. Fiebercharakter beibehalten, anstatt sie für die einzelnen febrilen Krankheiten zu benutzen.

So wie *Aconitum* das wohl bekannteste und wichtigste Heilmittel für das synochale oder entzündliche Fieber darstellt, so könnte man höchst treffend *Pyrogenium* als das *Aconitum* der typhösen oder typhoiden Fieberarten nennen. Da damit eine Eigenart und keine spezifische Krankheit bezeichnet wird, kann man ihrer in einer Vielzahl von Krankheiten gewahr werden. Mit diesem Typus ist natürlich bei den typhösen oder enterischen Fiebern selbst zu rechnen, er kann aber auch bei intermittierenden, sogenannten biliösen remittierenden Fiebern auftreten, bei gewissen Formen oder Stadien von Exanthemen, insbesondere bei Scharlach, Masern oder Windpocken, der Dysenterie, der epidemischen Pneumonie, Diphtherie und anderen mehr. Im Hinblick auf die gastroenterischen Symptome könnte *Pyrogenium* zudem bei einigen Stadien der Cholera und des Gelbfiebers Anwendung finden. Es ist von größter Bedeutung zu verstehen, dass dieses Mittel nur bei bestimmten Stadien oder Phasen dieser Erkrankungen zu empfehlen ist. Darüber hinaus ist es als ein Heilmittel zweit- bzw. nachrangigen Charakters zu betrachten, nicht hingegen als *Spezifikum* für die gesamte Erkrankung.

Es darf nicht außer Acht gelassen werden, dass *Sepsin* oder *Pyrogenium* lediglich ein chemisches Gift wie etwa Atropin oder Schlangengift ist, dessen Wirkung durch die Dosis bestimmt und limitiert wird. Es ist somit nicht in der Lage, durch kleinste Gaben eine unbegrenzt reproduzierbare Krankheit hervorzurufen wie das der Fall ist bei den Giftarten der spezifischen Fieber. Damit deckt sich der Bereich seiner Wirkung keinesfalls mit dem dieser Krankheiten, und falls jemals wahre Spezifika für diese gefunden werden sollten, so ist doch unwahrscheinlich, dass es sich bei diesen lediglich um chemische, unbelebte Wirkstoffe handeln würde. Im Moment sind derartige Mittel weit und breit nicht zu sehen. Wenigstens sollten wir jedoch in der Lage sein, eine klare Vorstellung davon zu bekommen, wie und in welchem Rahmen es bei den einzelnen Fällen, etwa bei enterischem Fieber, Windpocken, Gelbfieber oder ähnlichem, möglich ist, mit Hilfe einer unmittelbar wirkenden Medizin das Fieber positiv zu beeinflussen – obwohl die Möglichkeit, die eigentliche spezifische Krankheit zu hemmen, zu verändern oder abzukürzen, nicht besteht. Ich denke, die Beobachtung zeigt, dass dieser Rahmen tatsächlich existiert, denn wir alle sind mit der Mannigfaltigkeit der Schweregrade von Krankheitsverläufen vertraut, insbesondere was die Fieber der von gleicher Krankheit betroffenen Individuen anbelangt, während die Leitsymptome zugleich derartig prägnant sind, um keinen Zweifel an der Diagnose zu lassen. Wie umfassend der spezifische Ablauf ist, offenbart der Schutz vor erneuter Erkrankung, welcher gleichermaßen bei leichten wie auch bei schweren Fällen vollständig vorhanden ist. Bei Scharlach wie auch bei Windpocken sind diese Umstände wohlbekannt, ebenso wie der erstaunlich milde Fieberverlauf in einigen Fällen von enterischem Fieber, wo dennoch der lokal begrenzte Krankheitsverlauf vollumfänglich ist.

Betrachten wir diese Tatsachen im Zusammenhang mit Beale's Theorie, dass nicht alle – nein, nicht einmal die meisten – der neuen Bioplasten, deren Anordnung und fortgesetzte Vermehrung das Wesen sowohl des Fiebers wie auch das der Entzündung ausmachen, in einer spezifischen ansteckenden Krankheit selbst spezifisch sind und die Krankheit übertragen können, so können wir leicht erkennen, dass bei jedem spezifischen Fieber ein großer Bereich eines unspezifischen Fieberprozesses oder einer protoplasmatischen Veränderung vorhanden ist. Möglicherweise oder mutmaßlich bedingt dies den Schweregrad und die Letalität in einigen Fällen eher durch ihr Übermaß als durch die größere Wirkmacht des spezifischen Prozesses, die von der Anfälligkeit des Patienten gegenüber dem spezifischen Gift abhängt. Gleichwohl besteht kein Zweifel daran, dass auch dies als wichtiger Faktor im Hinblick auf die individuellen Krankheitsausprägungen anzusehen ist. Auf jeden Fall können wir aus diesen Überlegungen schließen, dass es durchaus vernünftige Gründe gibt anzunehmen, dass durch jedes Heilmittel, das die begleitende unspezifische Pyrexie bei spezifischen Fiebererkrankungen mildern und kontrollieren kann, eine eindeutig verminderte Sterberate zu erwarten ist - auch wenn es die eigentliche Erkrankung selbst nicht abkürzen kann. Es wird sich zeigen, ob *Pyrogenium* ein solches Heilmittel ist. Im Moment gilt es nur zu zeigen, dass die Anwendung eines derartigen Mittels sinnvoll ist. Gleichwohl sollten wir unsere Erwartungen nicht zu hoch stecken, da - wie wir alle wissen - eine beträchtliche Sterblichkeit aus unzähligen Gründen alle schweren spezifischen Fieber begleitet. Zumal der Grat, auf dem die positive Heilbehandlung in eine schädliche Therapie umschlägt, schmal ist. Und dennoch dient die Arznei, die durch die wesenhaften Symptome und das Stadium der Krankheit angezeigt ist, oftmals als letzter Hoffnungsschimmer. Somit können wir nur durch den statistischen Vergleich einer großen Fallzahl bestimmen, inwieweit Leben durch die Behandlung gerettet wurden.

Die bekannten spezifischen Fieber erschöpfen keinesfalls den möglichen Wirkungsbereich eines Heilmittels für den typhösen Zustand einer Pyrexie. Denn obgleich es aus der Mode gekommen ist, von Cullen´s Synochus zu sprechen, ist nach meiner Erfahrung (und zweifellos würden mir andere Praktiker zustimmen) mit der Nennung der entzündlichen, rheumatischen, typhösen, enterischen und Rückfallfieber die Liste nach Art und Vielfalt der anhaltenden Fieber in diesem Land keineswegs ausgeschöpft. Ganz im Gegenteil, uns allen begegnen Fieberfälle, die weder auf eine lokale Läsion zurückzuführen sind, noch den obigen Bezeichnungen zugeordnet werden können. Und in Ermangelung einer treffenden Bezeichnung müssen wir von katarrhalischem, gastrischem oder biliösem Fieber sprechen, oder sie irgendwie beschreiben. Viele dieser Fieber sind synochal und benötigen anfangs *Aconitum*, während in späteren Stadien ein verstärkt adynamischer Zustand eintritt, der mutmaßlich Stimulantien erfordert, die Cullen's Synochus entsprechen. Auch bei den spezifischen Fiebern kann in unterschiedlichem Grad die primäre oder sekundäre Qualität des Fiebers auftreten, die *Aconitum* im ersten Stadium und (sollte sich unsere Annahme als korrekt erweisen) *Pyrogenium* in den späteren Stadien benötigt.

Zweifellos beschrieben und behandelten Cullen, seine Zeitgenossen und lange Zeit auch seine Nachfolger viele Fälle der kontinuierlichen Fieber als Synochus, wo es sich realiter um enterische oder Rückfallfieber gehandelt hatte, bevor Henderson dieses und Jenner jenes von den allgemeinen kontinuierlichen Fiebern ausgliederte. Und zweifellos verfahren wir in gleicher Weise hinsichtlich anderer Arten, um sie zukünftig zu unterscheiden. Im Hinblick auf die medizinische Behandlung hat dies jedoch wenig Auswirkungen, solange wir uns durch die Indikationen für die einzelne Fieberqualität leiten lassen anstatt von der jeweils konkreten Erkrankung, der das Fieber anhaftet. Wenn die Unterscheidung des enterischen Fiebers als einer eigenen Art korrekterweise aufrechterhalten wird, um teilweise den Synochus zu erklären, könnten wir dann auch behaupten, dass das bakterielle Wachstum im späteren Stadium für den gesamten Rest verantwortlich ist? In diesem Fall würde mit Sicherheit das Sepsin der Bakterien einen typhusartigen Zustand des Blutes hervorrufen, auch wenn die Ursache selbst unser Heilmittel ausschließen würde."

Ich verzichte auf eine Rechtfertigung dafür, dass ich derart ausführlich aus Dr. Drysdale's kleiner Abhandlung 'On Pyroxin or Pyrogen as a Therapeutic Agent' hier zitiert habe, da ich weder dessen Autor für meine Ansichten hinsichtlich der Wirkung des neuen, kraftvollen Mittels bei Fieber verantwortlich machen, noch sie preisen wollte.

Kommen wir nun zu meinen eigenen Beweisen für den *klinischen Nutzen von Pyrogenium.*

Fräulein C.M.A., zwölf Jahre und elf Monate alt, erkrankte im Februar 1885 auf dem elterlichen Landsitz in Sussex, eine der gesündesten Gegenden des Landes. *Montagnacht, am 16.*, hatte sie Kopfschmerzen, sie fühlte sich heiß und krank und konnte nicht schlafen.

Dienstag, am 17., ging sie tagsüber nach London, und fühlte sich krank, kalt und war 'hysterisch' auf ihrer Heimfahrt. Als sie zu Hause ankam, ging es ihr sehr schlecht, sie hatte Kopfschmerzen, war ruhelos und sprach viel im Schlaf. Ihre Mutter gab ihr *Pulsatilla*.

Mittwoch, am 18., blieb sie zum Frühstück im Bett, sie war fiebrig, appetitlos und 'hysterisch'. Zudem klagte sie über Schmerzen im Abdomen, ihre Knochen schmerzten und ihre Beine fühlten sich an, als könne sie sie nicht bewegen. Ihre Mutter gab ihr *Aconitum* und *Chelidonium* im Wechsel.

Donnerstag, am 19., ging es ihr ähnlich wie am Vortag, sie weinte viel und bildete sich ein, Mäuse und Menschen in ihrem Badezimmer zu sehen. Ihre Zunge war dick belegt und sie konnte keine Unterhaltungen, Geräusche oder Licht ertragen. Ihre Mutter fuhr mit *Aconitum* fort, ersetzte allerdings *Chelidonium* durch *Mercurius solubilis*.

Freitag, am 20., finde ich diese Notiz: Schlief in der Nacht nicht länger als eine halbe Stunde am Stück, murmelte und redete im Schlaf, warf sich umher, beklagt Kopfschmerzen sowie Schmerzen im Rücken, in den Armen und im Kiefer. Sie döst einige Minuten, um verwirrt aufzuwachen, will außer Wasser und etwas Milch nichts zu sich nehmen.

18:00 Uhr	103,2 °F	39,6 °C
20:45 Uhr	104 °F	40 °C
23:00 Uhr	103,4 °F	39,7 °C

Da das Fieber trotz der Gabe von *Aconitum* bei 103 °F bis 104 °F lag, wusste die Mutter des Mädchens, eine kluge, verantwortungsbewusste und bemerkenswerte Frau, dass Gefahr im Verzug war. Aufgrund ihrer Lebenserfahrung war ihr durchaus bewusst, dass, falls *Aconitum* es nicht schaffte, das Fieber zu senken, man sich gegen die mit Recht als Feind bezeichnete Pyrexie vorbereiten musste, oder auf etwas mehr oder minder Ernstes. Folglich wurde der ansässige allopathische Arzt gerufen, der die Patientin sehr sorgfältig untersuchte, aber bis auf einen Fleck an der linken Tonsille nichts finden konnte. Die Körpertemperatur lag bei 103,4 °F (39,7 °C) bei einem Puls von 132. Da sowohl Schmerzen wie auch andere klare Merkmale, abgesehen vom Fieber, fehlten, war er der Meinung, dass es sich um einen Herpesanfall handelte. Derartige Fälle hatte er in der Nachbarschaft vereinzelt behandelt, mit ebensolchem Fieberanstieg wie bei Fräulein A. Und da sich das Fieber ebenso schnell, wie es gestiegen war, wieder normalisiert hatte, hoffte er dementsprechend, dass es in diesem Fall sich in gleicher Weise verhielte.

Nachdem die Patientin *Aconitum* für fünf Tage bekommen hatte, wurde ihr *Baptisia* und *Phytolacca* am Freitagabend verabreicht. Die Zunge der Patientin war überaus schmutzig, in der Mitte belegt und mit erdbeerähnlichen Rändern versehen. Ihr Atem war unangenehm und sie hatte Schmerzen.

Samstag, am 21., wurden *Baptisia* und *Phytolacca* weitergegeben, bis ich um 18:15 Uhr den Fall übernahm. Die Nachtwache hatte eine Krankenschwester aus Mildmay.

Folgende Körpertemperaturen wurden für Samstag, den 21., aufgezeichnet:

10:00 Uhr	104 °F	40 °C
12:00 Uhr	103,2 °F	39,6 °C
14:00 Uhr	103,6 °F	39,8 °C
17:00 Uhr	104,4 °F	39,7 °C
20:00 Uhr	104,4 °F	39,7 °C

Nachdem ich mir die Aufzeichnung des Falles und dessen Verlauf angesehen hatte, bemerkte ich, dass *Aconitum* und *Baptisia* nichts bewirkt hatten. Nach einer eingehenden Untersuchung der Patientin war es offensichtlich, dass wir es mit einem gastrischen Fieber der schwersten Art zu tun hatten.

Hätten Rademacher oder Kissel, Guttceit oder Rapp gelebt und in der Nachbarschaft praktiziert, hätten sie vermutlich, ja höchst wahrscheinlich das richtige Heilmittel für den epidemischen Genius der Erkrankung erkannt. Ich aber hatte keine Kenntnis von diesem Genius oder dem ihm gemäßen Heilmittel. Und mit einer beinahe konstanten Körpertemperatur, die mittlerweile beinahe 105 °F (40,6 °C) betrug, blieb keine Zeit mehr, umso mehr, als die Körpertemperatur seit Tagen langsam und stetig angestiegen war.

Am Samstag, den 21., begann ich um 21:00 Uhr, fünf Tropfen *Pyrogenium* 6 alle zwei Stunden zu verabreichen.

Eine Diät wurde angeordnet: Rinderbrühe, Hühnerbrühe, Wasser, Apfelsaft und Weintrauben. Dazu kalte Umschläge auf das Abdomen, die alle vier Stunden erneuert wurden.

Angesichts der immensen Wichtigkeit der Frage nach der Wirksamkeit oder Unwirksamkeit dieses kraftvollen Mittels bei echtem Typhus – bei dessen Behandlung alle Therapeuten bisher klein beigeben mussten – möchte ich das Tagebuch, das damals im Krankenzimmer aufgezeichnet wurde, wörtlich wiedergeben.

Sonntag, der 22.:

1:00	Medizin (*Pyrogenium* 6).
2:00	Temperatur 104 °F (40 °C). Geschlafen.
4:00	Medizin.
6:00	Medizin.
8:00	Temperatur 103,6 °F (39,8 °C), Rinderbrühe 44 ml.
8:40	Medizin.
10:40	Medizin.
11:10	Apfelschorle.
12:00	Temperatur 104,4 °F (40,2 °C), Rinderbrühe.
12:40	Medizin.
13:25	Temperatur 104 °F (40 °C), mit dem Schwamm gewaschen, Apfelschorle.
13:50	Hühnerbrühe, 44 ml.
14:35	Medizin, Umschläge.

15:00	Wasser gelassen. Schlief für eine viertel Stunde, im Delirium.
15:50	Rinderbrühe, 44 ml.
16:35	Temperatur 104,4 °F (40,2 °C). Medizin.
17:45	Hühnerbrühe.
18:30	Medizin.
20:30	Temperatur 103,4 °F (39,7 °C).
21:15	Hühnerbrühe, Umschläge.
21:45	Temperatur 104 °F (40 °C).
22:00	Medizin
23:00	Apfelschorle. Sehr ruhelos, möchte vom Bett aufstehen.
24:00	Medizin. Möchte dauernd ihren Mund mit Essig und Wasser spülen, „es fühlt sich so schleimig an". Kopfschmerz. Hat Umschläge mit Eau de Cologne und Wasser auf Stirn und Gesicht. Auf Wunsch wurden ihre Füße gewaschen.

Montag, der 23.:

1:30	Hühnerbrühe, Wasser gelassen.
2:00	Medizin, weniger ruhelos. Schlief für eine halbe Stunde.
4:15	Medizin.
4:45	Hühnerbrühe, 59 ml.
6:15	Medizin, Wasser gelassen.
8:00	Temperatur 101 °F (38,3 °C).
8:10	Medizin.
9:40	Rinderbrühe und Murdock´s Food, 59 ml.

10:30	Medizin.
12:00	Temperatur 102,4 °F (39,1 °C), Hühnerbrühe, 59 ml.
12:40	Medizin.
14:15	Rinderbrühe und Murdock, 44 ml.
14:35	Temperatur 103 °F (39,4 °C).
14:55	Medizin, Wasser gelassen.
16:00	Temperatur 103 °F (39,4 °C).
16:20	Hühnerbrühe, 59 ml.
16:55	Medizin.
17:30	Wasser gelassen.
18:25	Rinderbrühe und Murdock, 89 ml.
19:15	Medizin.
20:00	Temperatur 101,6 °F (38,7 °C). 20 Minuten geschlafen.
21:30	Medizin.
22:00	Hühnerbrühe, 59 ml.
23:30	Medizin.
24:00	Temperatur 100,8 °F (38,2 °C). Ziemlich viel Wasser gelassen, veränderte Beschaffenheit von dunkler Farbe, aber geringerer Dichte, wenn abgestanden.

Dienstag, der 24.:

1:45	Medizin, Wasser gelassen. Schlief für eine halbe Stunde.
2:15	Schlief für 20 Minuten.
3:15	Hühnerbrühe, schlief 45 Minuten.
4:00	Medizin. Schlief 45 Minuten.
6:00	Medizin, Wasser gelassen.
6:30	Hühnerbrühe.

8:00	Temperatur 98,2 °F (36,8 °C).
8:10	Rinderbrühe, 59 ml.
9:00	Medizin.
10:15	Rinderbrühe und Murdock, 89 ml.
12:00	Temperatur 100 °F (37,8 °C).
12:15	Medizin.
13:00	Hühnerbrühe, 59 ml.
14:00	Temperatur 101 °F (38,3 °C). Schlief.
15:30	Medizin, Wasser gelassen.
16:00	Temperatur 102,4 °F (39,1 °C).
16:10	Rinderbrühe und Murdock, 89 ml.
18:30	Temperatur 100,8 °F (38,2 °C).
19:00	Hühnerbrühe, 59 ml.
19:30	Medizin.
20:00	Temperatur 100 °F (37,8 °C).
21:15	Rinderbrühe und Murdock, 59 ml.
23:10	Medizin. Wenig Stuhlgang, voller Galle. Wasser gelassen. Die Medizin soll alle vier statt alle zwei Stunden eingenommen werden. Sagt, sie habe momentan keinen Kopfschmerz.

Mittwoch, der 25.:

1:00	Hühnerbrühe, 59 ml, eine Stunde und 15 Minuten geschlafen.
3:25	Medizin, zwei Stunden geschlafen.
4:00	Hühnerbrühe, 59 ml. Eineinhalb Stunden geschlafen.
7:20	Medizin.
7:45	Rinderbrühe und Murdock, 59 ml.

8:00   Temperatur 99,8 °F (37,7 °C).

10:45 Hühnerbrühe, 59 ml.

11:15 Medizin.

12:00 Temperatur 99,6 °F (37,6 °C).

13:00 Rinderbrühe und Murdock, 89 ml.

13:15 Temperatur 98,6 °F (37,6 °C); Wasser gelassen.

15:15 Medizin.

15:45 Hühnerbrühe, 59 ml. Sehr durstig.

16:00 Temperatur 100,8 °F (38,2 °C).

17:00 Temperatur 101 °F (38,3 °C).

18:15 Rinderbrühe und Murdock, 89 ml, Wasser gelassen.

19:00 Medizin (Neues *Pyrogenium*, Nr. 12).

20:00 Temperatur 100,8 °F (38,2 °C). Schlief wiederholt.

22:55 Medizin.

23:30 Hühnerbrühe, 59 ml.

24:00 Temperatur 99,4 °F (37,4 °C). *Pyrogenium* Nr. 12
       Dosierung: 5 Tropfen alle drei Stunden. Bittet ständig
       um ein Glas Claret Cup. Eine saftige Pflaume. Trank viel
       Wasser, Zitronenwasser und Apfelschorle.

Donnerstag, der 26.:

2:00   Medizin. Geschlafen.

4:00   Hühnerbrühe, 59 ml; Wasser gelassen.

5:00   Medizin.

6:00   Hühnerbrühe, 59 ml.

6:50   Temperatur 99,4 °F (37,4 °C).

8:20   Medizin.

8:50   Rinderbrühe und Murdock, 89 ml.

9:00   Temperatur 98,2 °F (36,8 °C).

10:50   Hühnerbrühe, 59 ml.

11:20   Medizin. Eingeschlafen für eine halbe Stunde.

12:30   Temperatur 99,4 °F (37,4 °C).

12:50   Rinderbrühe und Murdock, 89 ml.

14:25   Medizin. Wasser gelassen.

14:50   Hühnerbrühe, 59 ml.

16:00   Temperatur 101 °F (38,3 °C); Huhn und Reis.

17:25   Medizin.

18:00   Rinderbrühe und Murdock, 59 ml; Brot mit Butter.

20:00   Temperatur 100 °F (37,8 °C), Hühnerbrühe 59 ml.

20:50   Medizin. Schlief zweieinhalb Stunden.

24:00   Medizin. Verlangen nach Brot und Butter. Kein Eau de Cologne und Umschlag auf der Stirn, ebenso wenig Gesicht und Hände mit Schwamm abgewaschen – bislang benutzte sie das ständig. Hat kleine Menge Wasser gelassen.

Freitag, der 27.:

0:30   Hühnerbrühe, 59 ml. Schlief für zwei und für eineinhalb Stunden.

5:00   Medizin.

5:30   Hühnerbrühe, 59 ml.

7:15   Temperatur 98 °F (36,7 °C).

8:10   Medizin; Wasser gelassen.

8:30   Temperatur 97,4 °F (36,3 °C).

8:45   Hühnerbrühe und Murdock; Brot mit Butter.

10:15   Temperatur 97,4 °F (36,3 °C).

11:00   Brandy, rohes Ei und Milch zusammen, 59 ml.
11:30   Medizin.
12:00   Temperatur 99,8 °F (37,7 °C).
13:00   Temperatur 99,4 °F (36,3 °C); Hühnerbrühe 59 ml; Brot mit Butter. Schlief.
15:15   Rinderbrühe und Murdock.
16:00   Temperatur 100,4 °F (38 °C); Wasser gelassen.
17:00   Temperatur 100,4 °F (38 °C).
18:00   Hühnerbrühe, 59 ml.
19:00   Medizin und Umschlag.
19:40   Rinderbrühe und Murdock.
20:00   Temperatur 99,8 °F (37,7 °C).
21:15   Medizin. Ein Telegramm von Dr. Burnett: die Umschläge nun ebenso wie die Medizin weglassen, bis er morgen um 18:15 Uhr zur Visite kommt. Kein Durst heute, bat nicht einmal um ein Getränk.

Samstag, der 28.:

00:50   Hühnerbrühe, 59 ml. Schlief vier Stunden.
4:35   Medizin.
5:50   Hühnerbrühe, 59 ml.
7:30   Medizin.
7:50   Temperatur 98,4° (36,9 °C), Umschlag.
8:00   Rinderbrühe und Murdock, 89 ml; Brot mit Butter.
8:15   Temperatur 97,4 °F (36,3 °C).
10:30   Temperatur 97,4 °F (36,3 °C); Medizin; Wasser gelassen.
11:30   Rinderbrühe und Murdock; Brot mit Butter, 89 ml.

12:00	Temperatur 97,2 °F (36,2 °C).
13:30	Medizin.
13:45	Temperatur 97,8 °F (36,6 °C).
14:00	Brandy, rohes Ei und Milch, 44 ml.
15:30	Hühnerbrühe, 59 ml.
16:00	Temperatur 98,4° (36,9 °C).
17:00	Temperatur 98,6 °F (37 °C); Weintrauben; Brot mit Butter.
17:30	Wasser gelassen.
17:40	Hühnerbrühe, Murdock, Brot mit Butter, 89 ml.
18:30	Temperatur 99 °F (37,2 °C); Medizin, Umschläge.
20:30	Temperatur 98,4° (36,9 °C); Hühnerbrühe, 59 ml.

Sonntag, 1. März:

0:30	Hühnerbrühe, 59 ml.
3:10	Hühnerbrühe, 59 ml.
6:45	Hühnerbrühe, 59 ml.
8:00	Temperatur 97,2 °F (36,2 °C).
8:15	Eier, Brandy und Brot mit Butter, 44 ml.
9:30	Temperatur 96,6 °F (35,9 °C).
10:10	Rinderbrühe, Murdock 118 ml; Brot mit Butter; Wasser gelassen.
11:00	Temperatur 96,8 °F (36 °C).
12:00	Temperatur 96,8 °F (36 °C); Hühnerbrühe 59 ml, Hühnchen-Sandwich, Wasser 59 ml.
13:30	Temperatur 97 °F (36,1 °C); Hautausschlag erschien am linken Arm von der Schulter bis zum Handgelenk.

14:00	Rinderbrühe und Murdock, 118 ml; Brot mit Butter; Wasser 59 ml.
16:00	Temperatur 97,6 °F (36,4 °C); Hühnerbrühe 59 ml, Hühnchen-Sandwich, Wasser 59 ml.
17:00	Temperatur 98 °F (36,7 °C).
18:00	Ein Apfel.
18:45	Temperatur 97,8 °F (36,5 °C); Rinderbrühe und Murdock, 118 ml; Brot mit Butter; Wasser 59 ml.
19:00	Wasser gelassen, natürliche Farbe.
19:30	Temperatur 97,6 °F (36,4 °C); Ei, Brandy und Milch, 59 ml. Schlief die ganze Nacht; gab ihr zweimal Hühnerbrühe, ohne sie zu wecken. Urin dunkel gefärbt und sehr wenig. Um 19:00 Uhr uriniert, blasse, neutrale Farbe. Fragte, ob sie morgen aufstehen dürfe, da sie sich recht wohl fühle. Wasser gelassen, 591 ml.

Montag, 2. März:

0:15	Hat seit 20:00 Uhr durchgeschlafen.
1:00	Rinderbrühe, 59 ml.
6:00	Rinderbrühe, 59 ml.
7:00	Temperatur 96,4 °F (35,8 °C).
7:10	Ei, Brandy und Milch, 59 ml.
8:00	Temperatur 97,2 °F (36,2 °C).
9:10	Rinderbrühe und Murdock, 118 ml; Brot mit Butter.
10:00	Temperatur 96,6 °F (35,9 °C); Wasser gelassen.
11:30	Hühnerbrühe 118 ml, Brot mit Butter.
12:00	Temperatur 97 °F (36,1 °C). Schlief zweieinhalb Stunden.

15:00	Temperatur 97,4 °F (36,3 °C); Rinderbrühe und Murdock, 118 ml; Brot mit Butter.
15:30	Medizin, Hydrastis Urtinktur, 2 Tropfen.
16:00	Temperatur 97,2 °F (36,2 °C).
17:30	Hühnerbrühe, 118 ml; Hühnchen-Sandwiches.
18:00	Temperatur 97 °F (36,1 °C); Medizin.
19:00	Temperatur 97,4 °F (36,3 °C).
19:30	Ei, Brandy und Milch, 59 ml.
20:00	Temperatur 96,2 °F (35,7 °C); Medizin; Wasser gelassen. Begann mit Hydrastis, 2 Tropfen. Urin klar. Um 20:00 Uhr beklagte sie sich, dass sie sehr müde sei, wollte zurück ins Bett.

Dienstag, 3.:

1:00	Hühnerbrühe, 59 ml.
5:00	Hühnerbrühe, 59 ml.
7:00	Medizin.
8:00	Rinderbrühe und Murdock, 118 ml; Brot mit Butter und ein Apfel. Temperatur 97,4 °F (36,3 °C).
9:30	Medizin.
10:00	Ei, Brandy und Milch, 59 ml; Brot mit Butter.
11:30	Medizin.
12:00	Temperatur 98,2 °F (36,8 °C).
12:15	Hühnerbrühe 118 ml und ein Sandwich.
13:30	Medizin.
14:00	Temperatur 98,2 °F (36,8 °C). Schlief für eine halbe Stunde ein.
15:15	Rinderbrühe und Murdock, 118 ml.

15:45   Medizin.

Nachfolgende Tabelle zeigt den Temperaturverlauf in seiner täglichen Entwicklung:

Uhrzeit	Freitag	Samstag	Sonntag	Montag	Dienstag	Mittw.
8:00		104 °F	103,6 °F	101 °F	98,2 °F	99,8 °F
12:00		103,2 °F	104,4 °F	102,4 °F	100 °F	99,6 °F
16:00		103,6 °F	104,4 °F	103 °F	102,4 °F	100,8 °F
20:00	104 °F	104,4 °F	104 °F	101,6 °F	100 °F	100,8 °F

Uhrzeit	Donners.	Freitag	Samstag	Sonntag	Montag	
8:00	98,2 °F	97,4 °F	97,4 °F	97,2 °F	97,2 °F	
12:00	99,4 °F	99,8 °F	97,2 °F	96,8 °F	97 °F	
16:00	101 °F	100,4 °F	97,6 °F	97,6 °F	97,2 °F	
20:00	100 °F	99,8 °F	97,6 °F	97,6 °F	96,2 °F	

Einige Anmerkungen: Die fiebersenkende wie auch die anderweitige kurative Wirkung von *Pyrogenium* zeigte sich schnell, so dass die normale Körpertemperatur innerhalb einer Woche erreicht wurde. Danach kam es zur anormalen Reaktion. Ich bin mir nicht sicher, ob man glauben wird, dass *Pyrogenium* hier die Heilung bewirkt hat. Ich selbst bin damit zufrieden, dass das Heilmittel das Fieber gebrochen und das Leben der jungen Dame gerettet hat. Auch ihre Mutter, die über eine große Erfahrung verfügt, ist dieser Ansicht.

Da die Krankenschwestern ebenfalls in der Behandlung von Fiebern erfahren sind, sollten sie dies einigermaßen beurteilen können. Um etwas über die Ansichten der Schwestern zu erfahren, schrieb ich der Mutter der jungen Dame, woraufhin mich folgende Antwort erreichte:

„2. Februar 1888.

Die Schwestern von Mildmay waren etwas unsicher; sie waren aus diversen Gründen sicher, dass es sich um Typhus handelte, und dass es insofern so lange dauerte. Dann, bei der Anwendung von *Pyrogenium* hielten sie es notwendigerweise für Typhus, und verschlossen sich der Korrektur, dass es wohl nur dessen Anschein hatte, aber nicht das echte Fieber gewesen war!"

Wie dem auch sei, lasst uns fortfahren mit einigen klinischen Resultaten, die durch *Pyrogenium* erzielt wurden: Ein Fall zählt nicht allzu viel, es ist so einfach, sich zu täuschen oder zu irren, und die *experientia fallax* ist eine uralte Weisheit.

Fall II:

Kurze Zeit später hatte ein Herr mittleren Alters einen Fieberanfall. Dieser war allerdings verkompliziert mit einer vergrößerten Leber – möglicherweise lag hierin auch die Ursache des Fiebers – mit bereits bestehenden peritonealen Adhäsionen sowie Adhäsionen der Glissonbereiche. In diesem Fall schienen weder die leberspezifischen noch andere eher konstitutionell wirkende Heilmittel zu wirken, und so kam ich auf *Pyrogenium* zurück mit dem Ergebnis, dass anschließend die anderen Arzneien gut wirkten und der Patient sich schnell erholte. Im Rückblick tendiere ich zu der Annahme, dass zu einer chronischen Leberhypertrophie ein mildes septisches Fieber hinzugekommen war und die Leber sich erst dann regenerieren konnte, als das kontinuierliche Fieber von *Pyrogenium* bezwungen worden war. Auf weitere Erläuterungen darf in diesem Fall getrost verzichtet werden.

Fall III:

Dieser Fall des K.W.A. ereignete sich kurz darauf im gleichen Haus wie der oben erwähnte Fall, es handelte sich bei dem Patienten um den 13-jährigen Bruder des Mädchens von Fall I. Ich werde mich nicht lange mit dem Fall des K.W.A. und seinen Einzelheiten aufhalten, sondern lediglich darauf hinweisen, dass auf die Gabe von *Pyrogenium* ein deutliches Absinken der Körpertemperatur um fast drei Grad folgte. Auch stieg es nicht erneut an, vielmehr blieb es bei rund 99,0 °F (37,2 °C) über mehrere Wochen, während der Patient gesundete. Nun ist er ein starker Bursche.

Um diesen Fall etwas verständlicher zu machen, möchte ich hinzufügen, dass ich aufgrund des Verlaufs dieses Falles und der Mittel, die halfen, und der, die nicht halfen, der Meinung bin, dass der Patient anhaltendes Fieber mit mesenterialer Affektion hatte, und dass das Fieber von 102,6 °F (39,2 °C) durch

Pyrogenium geheilt wurde. Die geringfügig erhöhte Temperatur, die über viele Wochen, beinahe neun waren es, andauerte, beruhte auf einer chronischen Entzündung der Mesenterialdrüsen. Es bestand eine sehr hartnäckige Diarrhoe. Welcher Natur dieser Fall auch immer war, nach der Verabreichung von *Pyrogenium* folgte ein Abfall der Körpertemperatur von drei Grad.

Aber auch diesem Fall würde ich nicht allzu viel Bedeutung beimessen.

Fall IV:

William R.A., 19 Jahre alt, merkwürdigerweise ebenfalls aus der gleichen Familie wie der vorherige Fall, jedoch wohnhaft in Kensington. Am Mittwochnachmittag, 17. Februar 1886, kam er früh von der Arbeit nach Hause (nach Kensington) und klagte über eine Neuralgie. Er schlief in dieser Nacht nicht und stand am nächsten Morgen nicht zum Frühstück auf, als seine Körpertemperatur 100,6 °F (38,1 °C) betrug.

Da er eine fiebrige Erkältung zu haben schien und über Schmerzen in den Knochen klagte, wurden *Aconitum* und *Bryonia* verordnet. Die Körpertemperatur war um 17:00 Uhr auf 101 °F (38,3 °C) gestiegen, als der Arzt gerufen wurde und der Patient sich in den ersten Stock begeben hatte - seit dem 2. Februar hatte er im Raucherzimmer, das an das WC angrenzte, geschlafen. Der Arzt verordnete *Actaea* und *Bryonia*. Donnerstagnacht schlief er nicht viel.

Freitag: Der Arzt konsultierte ihn am Morgen und wechselte die Verschreibung auf *Mercurius vivus*, 3. Verreibung, soviel, wie auf ein Sixpence-Stück passt, alle vier Stunden. *Am Samstag* wurde es stündlich alternierend mit *Aconitum* eingenommen. Er schlief oberflächlich.

Am Sonntag wurde der Patient in die Nähe von Cavendish Square verlegt. Der Patient vertrug den Umzug gut, aber profuse Schweiße brachen von Zeit zu Zeit aus, zudem hatte er starke Gliederschmerzen, gelegentlichen Kopfschmerz über die gesamte Stirn, großen Durst und faulen Atem. Die Zunge ist nur schwach belegt, aber bräunlich, er ist niedergeschlagen, sobald er allein ist, auch hat er Schweißausbrüche. Zuweilen Bauchschmerzen, starke Darmgeräusche, Nasenbluten, wunder und kongestiver Hals, zerklüfteter Gaumen. Wo kürzlich ein Weisheitszahn durchgebrochen ist, bekommt er Schmerzen beim Trinken von kalter Milch, Kiefer sehr starr, so dass er die Zähne nur einen Spalt öffnen kann.

Der behandelnde Arzt war sich sicher, dass es sich um echten Typhus handelte, und ich darf behaupten, dass dieser Herr durchaus besonders erfahren mit Typhus war und insofern besser als viele andere Ärzte damit vertraut ist. Auch die Schwestern des Krankenhauses, die Erfahrung mit Fiebern hatten, waren sich ziemlich sicher, dass der Patient an echtem Typhus litt.

Aus den bereits geschilderten Fällen hatte die Mutter des jungen Mannes die Wirkungen von *Pyrogenium* bei anhaltendem Fieber gesehen, weshalb sie dem behandelnden

Arzt davon berichtete und ihn bat, *Pyrogenium* zu verordnen. Er jedoch lehnte mit der Begründung ab, dass es unmöglich sei, das typhoide Fieber zu stoppen, und dass der Fall seinen Verlauf nehmen müsse. Da sich die Dame jedoch überaus sicher war, Zeuge der fieberbrechenden Wirkung von *Pyrogenium* gewesen zu sein, hielt sie es für falsch, es nicht wenigstens zu versuchen. Der Arzt zog sich daraufhin von dem Fall zurück. Und da ich seit langem der hausärztliche Berater der Familie war und zudem ein Fürsprecher von *Pyrogenium*, wurde ich gefragt, ob ich den Fall übernehmen wolle. Einerseits bedauerte ich dies zwar, aber andererseits brannte ich darauf, meinen Vertrauten *Pyrogenium* erneut auszuprobieren. Das war am Montagmorgen, 22. Februar 1886. Bis zu diesem Zeitpunkt stellte sich die Körpertemperatur wie folgt dar:

Uhrzeit	18.02. 1886	19.02. 1886	20.02. 1886	21.02. 1886	22.02. 1886
8:00	100,6 °F (38,1 °C)	100,2 °F (37,9 °C)	100,8 °F (38,2 °C)	100,1 °F (37,8 °C)	100,4 °F (38 °C)
12:00	100,8 °F (38,2 °C)	100,6 °F (38,1 °C)	100,1 °F (37,8 °C)	100,1 °F (37,8 °C)	100 °F (37,8 °C)
16:00	101 °F (38,3 °C)	100,4 °F (38 °C)	101 °F (38,3 °C)	100,6 °F (38,1 °C)	
20:00	100,8 °F (38,2 °C)	100,2 °F (37,9 °C)	101 °F (38,3 °C)	100,6 °F (38,1 °C)	

Am 22. Februar wurde die Behandlung mit *Pyrogenium* um 14:00 Uhr begonnen, 5 Tropfen von Nr. 6 in Wasser, alle zwei Stunden. Ich sah den Patienten zum ersten Mal am Nachmittag.

Die typische Haltung des Patienten, wie er im Bett lag, sprach klar für eine typhoide Beschwerde: Er lag auf dem Rücken, apathisch und teilnahmslos, gerade so, als gehörte sein Körper nicht zu ihm, ja, als versänke dieser nachgerade durch das Bett hindurch. Die Temperatur sank bereits nach wenigen Stunden und normalisierte sich binnen dreier Tage. Nach der sechsten Dosis schlief der Patient drei Stunden lang. Nachfolgend führe ich den vollständigen Temperaturverlauf an:

Uhrzeit	18.02.	19.02.	20.02.	21.02.	22.02.	23.02.	24.02.
8:00	100,6 °F 38,1 °C	100,2 °F 37,9 °C	100,8 °F 38,2 °C	100,1 °F 37,8 °C	100,4 °F 38 °C	...	99,4 °F, 99,8 °F 37,4 °C 37,7 °C
12:00	100,8 °F 38,2 °C	100,6 °F 38,1 °C	100,1 °F 37,8 °C	100,1 °F 37,8 °C	100 °F 37,8 °C	99,6 °F 37,6 °C	99 °F, 99,4 °F 37,2 °C 37,4 °C
16:00	101 °F 38,3 °C	100,4 °F 38 °C	101 °F 38,3 °C	100,6 °F 38,1 °C	100 °F 37,8 °C	100,2 °F 37,9 °C	99,4 °F, 99,2 °F 37,4 °C 37,3 °C
20:00	100,8 °F 38,2 °C	100,2 °F 37,9 °C	101 °F 38,3 °C	100,6 °F 38,1 °C	100 °F 37,8 °C	99,6 °F 37,6 °C	98,8 °F

Uhrzeit	25.02.	26.02.	27.02.	28.02.	01.03.	02.03	03.03
8:00	99.2 °F 37,3 °C	98 °F 36,7 °C	97,8 °F 36,6 °C	98,2 °F 36,8 °C	97,4 °F 36,3 °C	97,6 °F 36,4 °C	98,6 °F 37 °C
12:00	98,6 °F 37 °C	97,8 °F 36,6 °C	98,6 °F 37 °C	98 °F 36,7 °C	97,4 °F 36,3 °C	97,4 °F36,3 °C	98,6 °F 37 °C
16:00	98,8 °F 37,1 °C	98,6 °F 37 °C	98,4 °F 36,9 °C	98,4 °F 36,9 °C	97,4 °F 36,3 °C	97,2 °F 36,2 °C	97,4 °F 36,3 °C
20:00	...	98,4 °F 36,9 °C	...	...	98,4 °F 36,9 °C	97,2 °F 36,2 °C	97,6 °F 36,4 °C

Der Fall scheint mir von sehr großer Relevanz zu sein, da er überaus deutlich zeigte, dass *Pyrogenium* heilend wirkte, sogar in Absehung der Körpertemperatur; der Patient fand bald Schlaf, er konnte aufstehen und zeigte Interesse an seiner Umgebung, verlangte nach Essen. Nieren, Eingeweide und Haut verrieten, dass das Fieber durch *Pyrogenium* nicht nur beeinflusst wurde, sondern beinahe würde ich sagen, es wurde stranguliert oder ausgeblasen.

Zweifellos dürfte ich geneigt sein, *Pyrogenium* zu viel Bedeutung beizumessen, aber meine Aufgabe ist erfüllt, wenn ich meine Beweise einbringe und meine Meinung kundtue.

Bevor sich weitere passende Fälle von Fiebern einstellten, um einen erneuten und detaillierten Versuch mit *Pyrogenium* zu unternehmen, musste ich einige Zeit warten. Und ich war etwas enttäuscht, dass die Ärzteschaft von keiner seiner klinischen Resultate in Kenntnis gesetzt wurde, weder von Dr. Drysdale selbst noch von anderen Kollegen. So beschloss ich zu warten, bis derartige Fälle bekannt würden, gleichwohl vergeblich, es kam nichts. Wie dem auch sei, *tout vient a celui qui sait attendre* (Anm. d. Übers.: alles kommt zu demjenigen, der warten kann), im Dezember 1887 hatte ich das große Glück, zur Behandlung zweier junger Damen in London gerufen zu werden, deren Fieber sich in einem Fall zwischen 104 °F und 105 °F (40 °C bis 40,4 °C) und im anderen Fall zwischen 99 °F und 101 °F (37,2 °C bis 38,3 °C) bewegte.

Fall V und VI:

Die jungen Damen wurden allopathisch behandelt, aber das Fieber sank einfach nicht. Beide schliefen in angrenzenden Zimmern und beide Fälle hatten offensichtlich die gleiche Ursache, was auch immer das sein mochte. Ich gab der Patientin, die sich in schlechterem Zustand befand, *Pyrogenium* wie in meinem letzten Fall, und *Baptisia* der Patientin mit geringerer Symptomatik. Innerhalb von drei Tagen war die Patientin, die *Pyrogenium* erhalten hatte, fieberfrei. Und die mit *Baptisia*? Ihre Körpertemperatur stieg kontinuierlich an und war bei etwa 104 °F (40 °C). Ihre Mutter wunderte sich, weshalb ich nicht beiden *Pyrogenium* gegeben hatte. Ich ging nicht auf die Frage ein, sondern verordnete *Pyrogenium* auch für die andere, woraufhin das Fieber ebenso wie in dem vorherigen Fall sank.

Dies ist meine Erfahrung mit *Pyrogenium*, tatsächlich nicht die ganze, aber ein Großteil davon.

Lassen wir es nun andere erproben, die mehr Fiebererkrankungen behandeln als ich, aber nicht in niedrigen

Verdünnungen oder subkutan, sondern in der sechsten centesimalen Potenz oral, so wie ich es gegeben habe.

Pyrogenium darf jedoch nicht mit Glycerin verdünnt oder konserviert werden, vielmehr sollte die Grundsubstanz direkt bis zur sechsten centesimalen Dilution hergestellt werden, wie es in der homöopathischen Arzneimittelbereitung üblich ist. Ansonsten soll es so hergestellt werden, wie es Dr. Drysdale in seiner Arbeit, auf die oben verwiesen wurde, angegeben hat. Auch sollte das Kontrollexperiment an der lebenden Kreatur stattfinden. Ich werde auf dieses Thema nicht näher eingehen, sondern nun zu der Erfahrung meines Freundes, Dr. Shuldham aus Putney, übergehen. Die Erfahrung dieses gebildeten und tüchtigen Kollegen ist besonders passend und inspirierend. Sie erreichte mich in Form eines Briefes und ich lasse sie für sich selbst sprechen, möchte aber hinzufügen, dass sie meine Vorstellung vom Wirkungsbereich und Nutzen des Mittels *Pyrogenium* bei Diphtherie bestätigt und mit der theoretischen Begründung und Empfehlung von Dr. Drysdale in Einklang steht.

Dies ist der Brief von Dr. Shuldham:

Elmstead, Carlton Road, Putney

8. Februar 1888

Mein lieber Burnett,

Sie baten mich um einige Neuigkeiten zu *Pyrogenium*.

Hier sind sie.

Zunächst muss ich Ihnen sagen, dass die ersten Nachrichten über diese Arznei mit Ihrem Namen im Zusammenhang standen. Es war ein Fall von typhoidem Fieber, das, wie mir mein Patient berichtete, durch die zeitige Anwendung dieser Nosode kupiert worden war. Das nächste, was ich von *Pyrogenium* hörte, war der Fall eines armen, schwindsüchtigen Mädchens, dem es von dem obengenannten freundlichen Patienten gegeben wurde, woraufhin die Körpertemperatur des Mädchens durch die Arznei stetig gesenkt wurde.

Hinsichtlich der Körpertemperatur bestand kein Zweifel, da die Mutter des Mädchens, eine aufmerksame Beobachterin, ein klinisches Fieberthermometer benutzte.

Ich bedaure durchaus, dass die Natur des Falles recht klar war, denn ich begleitete diese Patientin bei ihrer letzten, schlimmen Erkrankung.

Die nächsten Meldungen bezüglich des Mittels stammen von Ihren Beobachtungen.

Im August 1887 behandelte ich einen kleinen Jungen mit diphtherischer Halsentzündung und der Junge wollte einfach nicht genesen. Vielmehr war ein Stillstand eingetreten, als ich an *Pyrogenium* dachte und es ihm in der sechsten centesimalen Verdünnung gab. Um es kurz einzuschieben, die Körpertemperatur des Jungen betrug 102,5 °F (39,2 °C). Er hatte Beläge auf beiden Tonsillen, der Atem roch übel, die Zunge war belegt und seine Gesichtsfarbe war schmutzig. Am Dienstag wurde *Pyrogenium* gegeben und bereits am Mittwochmorgen war eine großartige Verbesserung zu konstatieren.

Die Körpertemperatur war auf 99 °F (37,2 °C) gesunken, der Hals war weniger entzündet und zeigte weniger membranöse Belege. Die Zunge war relativ sauber und die Haut erschien weniger schmutzig.

Am nächsten Tag zeigte sich eine weitere Besserung und am Freitag konnte ich mich von dem Patienten verabschieden. Aber das war nicht alles.

Die Schwester des kleinen Jungen wurde von Schüttelfrost, Kopf-, Glieder- und Halsschmerzen befallen. Das Fieberthermometer zeigte in ihrem Fall 102,5 °F (39,2 °C). Da ich mutmaßte, dass ich es hier mit einem weiteren Fall von Blutvergiftung zu tun hatte, gab ich *Pyrogenium* in der sechsten Verdünnung und am nächsten Tag waren die unleidigen Symptome verschwunden, als wäre es nur ein Traum gewesen.

Ich fürchte, lieber Burnett, dass ich Sie langweile, aber auch wenn ich damit riskiere, Ihnen furchtbar lästig zu sein, werde ich noch von einer weiteren Erfahrung berichten.

Die Mutter des kleinen Patienten pflegte ihren Sohn und wurde von derselben Blutvergiftung befallen. Auf beiden Tonsillen hatte sie Pseudomembranen, sie hatte schlechten Atem, eine belegte Zunge und der Anschein von Mattigkeit und Krankheit deuteten auf einen ernsthaften Zustand hin. Nachdem sie die erste Dosis *Pyrogenium* genommen hatte, blieb sie jedoch nur zwei Tage im Bett und erholte sich gut.

Mein erster Patient, der kleine Junge, nahm die üblichen Mittel *Belladonna* und *Merc. biniod.* in niedrigen Verdünnungen, womit jedoch keinerlei Fortschritt erzielt wurde, bis *Pyrogenium* den Fall rettete.

Ich hatte den kleinen Patienten bei einem ähnlichen Anfall von Halsentzündung im Juni behandelt und *Belladonna* und *Merc. iod.* hatten gut gewirkt, weshalb die ausbleibende Wirkung dieser Arzneien mich weitere Unterstützung suchen ließ, die ich dank Ihrer vorherigen Empfehlung in *Pyrogenium* in der sechsten Verdünnung fand.

Ich gab diese Medizin bei einem Fall von Scharlach kurz vor Weihnachten am zweiten Tag meiner Behandlung, und ja, ich sah durchaus einen Rückgang der Körpertemperatur und einen Verlauf ohne Komplikationen, aber die Ergebnisse waren nicht so eindrucksvoll wie bei den diphtherischen Fällen.

Mit großem Interesse erwarte ich Ihre eigenen Erfahrungen mit dieser starken, kraftvollen Arznei.

Mit freundlichen Grüßen verbleibe ich, mein lieber Burnett, Ihr ergebener

E.B. Shuldham

Nicht nur möchte ich Dr. Shuldham meinen Dank dafür aussprechen, dass er mir einen Einblick in seine umfangreichen Erfahrungen zu dieser wichtigen Angelegenheit gewährte, sondern auch betonen, dass mich jeder wissenschaftliche Fortschritt, wo immer er die Medizin tangiert, mit großer Zufriedenheit erfüllt, da er zu Fortschritt und wissenschaftlicher

Genauigkeit in den Behandlungsmethoden beiträgt, die immer noch von der Mehrheit der Menschheit verdammt werden.

Sie haben Augen, nehme ich an, aber sie sehen nicht.

Eine klinische Arzneimittelübersicht von Pyrogenium

von Katharina Peiter

Region:
Blut[1]; Muskeln[1]; Haut[2]; Herz[8]; Kreislauf[8]; Magen[11]; Darm[11]; Nerven[11].

Folgen von:
Sepsis[1]; infektiösen Zuständen[2]; Influenza (Muskelschmerzen in den Beinen, Nephritis, Kehlkopferkrankung, Typhus, Diphtherie)[1]; nosokomialer Infektion (Pneumonie, Blasenentzündung, MRSA, Pilz-Pneumonie[1]; Bronchitis, Lungenabszess, Angina, Pneumonie, Rippenfellentzündung, Darmkatarrh[3]); Magen-Darm-Beteiligung (Salmonellose)[1]; Abort (hohes Fieber)[1]; OP (unklares Fieber)[1]; Appendektomie[1]; Furunkulose[1]; Peritonitis[1]; Impfung (Abszess, Sepsis, Fieber)[1]; FSME-Impfung mit Fieber[1]; Gasvergiftung[9]; Faulschlammgasinfektion[10]; Leichengift[10]; Unterkühlung[5].

Klinik:
Sepsis[1]; Sepsisgefahr[1]; verschleppte Eiterungen oder Abszesse[1]; verschleppte Tonsillitis[1]; eitrige Bronchitis[1]; verschleppte eitrige Otitis media mit übelriechender Absonderung[1]; verschleppte eitrige Sinusitis[1]; eitrige resistente Angina[1].

Ulcus cruris[1]; Ulcus varicosus[1]; eitrige Osteomyelitis[1]; Zahnabszess[1]; Zahnfleischabszess[1]; septische Meningoenzephalitis[1]; Abszesse im Peritoneum und im kleinen Becken, Nierenentzündungen im Verlauf septischer Erkrankungen[3]; septische Kindbettinfektion[4]; Wochenbettfieber[5]; stinkende, spärliche oder unterdrückte Lochien[5].

Fieber (anhaltend)[1]; unklare Fieberzustände[1]; Lähmung bei hohem Fieber[1]; Frieren bei ansteigendem Fieber[3]; rasche Temperaturschwankungen[8]; Fieber mit viel Frieren und Schüttelfrost, Frieren auch bei hohem Fieber und während des Schweißes, mit Ruhelosigkeit, Wundheitsgefühl, Gliederschmerzen, mit üblem Geruch aller Absonderungen und mit aashaftem Geruch des Stuhls[3]; reichliche kalte Schweiße, v. a. am Kopf[6]; Kongestion[11]; Kopfschmerzen[11]; Schmerzen im Rücken[11]; dick belegte Zunge[11]; die Zunge ist bräunlich belegt, brauner Strich in der Zungenmitte[5]; feuerrote Zunge[7]. Wundheitsgefühl am ganzen Körper[1]; Hautschmerz bei Berührung oder beim Daraufliegen[12]; Dekubitus[10]; Muskelschmerzen nach Influenza[1]; akute Influenza mit Muskel- und Gelenkschmerzen[1]; Schmerzen im Kiefer[11]; Knochenschmerzen[8]; Ruhelosigkeit[8]; Nephritis nach Influenza[1].

Herzmuskelschwäche nach Sepsis[1]; relative Bradykardie[1]; Herzklopfen[4]; Herzschwäche (mit allmählicher Verschlechterung), Ödeme, Kollaps[6]; Blutaustritt in den

Abschnitten unterhalb des Endokards im linken Ventrikel, an den Papillarmuskeln und den Herzklappen[11].

Die <u>Blutkörperchen</u> ordnen sich zu Klumpen statt zu Rollen[11]; dunkles Blut[11]; kapilläre Stase[11]; Ekchymosen an Pleura und Perikard[11].

<u>Diarrhoe</u> nach Urlaub (Nahrungsmittelvergiftung, Wasser)[1]; chronische Diarrhoe bei chronischer Malaria[1]; Diarrhoe mit starker Abkühlung und Kreislaufkollaps[3]; Magen-Darm-Grippe[1]; Diarrhoe mit Schleim- und Blutabgang[3]; Colitis ulcerosa[1]; Ruhr[1]; unfreiwillige Stühle, durchfällig, dunkel, stinkend, schmerzlos abgehend[6]; Erbrechen[5]; Magen- und Darmschleim sind angegriffen[11].
Typhus, Diphtherie oder entzündliche Kehlkopferkrankung nach Influenza[1]; schwere Typhusepidemie[1]; Anthrax[1].

Uterushämorrhagien[1]; schwallartige Blutungen kurz vor den Wechseljahren (DD: Ipec)[1]; Plazentaretention[10]; Uterusprolaps[5].

Schwallartige Nasenblutung[1]; Nasenflügelatmen, Atemnot[6]; Husten[5].

Akute Appendizitis[1]; Analfistel[1].

Milz vergrößert und mit Blut angefüllt[11].

Unerträgliche Harnblasenspastik: Schmerzen strahlen zu Rektum und Eierstöcken aus[1].

Bartholinitis[1]; Balanitis (DD: Jacoranda caroba)[1].

Gerstenkorn[1]; Tränensackentzündung[1]; Die Augäpfel sind schmerzhaft bei Berührung und beim Auswärts- und Aufwärtssehen[5].

Bei Insektenstichen[1].

Furunkel[1]; Furunkulose des Gehörgangs[1]; Panaritium (DD: Myristica)[1]; Akne[1]; Akne rosacea mit geistiger Verwirrung[6]; Erysipel[1].
Exanthem, v. a. Scharlach, Masern, Windpocken, Dysenterie, epidemische Pneumonie, Diphtherie[11];
Cholera, Gelbfieber bei enterologischen Symptomen[11]; Typhus und Paratyphus[3]; Flecktyphus[4];
infizierte Narben oder Verletzung[1]; Fistelbildung in einer Narbe[1]; Knochenfistel[3]; Eiterung nach Verbrennung[1].

Bei schwerem Mumps, wenn alle Mittel versagen[1].

Bei offenen Frakturen sofort geben (Prophylaxe bei eitrigen Prozessen)[1].

Drogenabhängige, nach dem Entzug[1]; Drogenabhängige, Fieber nach verunreinigten Drogen[1].

Im letzten Stadium der Schwindsucht[5]; Halluzinationen[7]; Delirium und Verwirrtheitszustände mit Desorientierung bezüglich des eigenen Körpers (DD: Baptisia mit niedrigerer Temperatur)[5]; Sprechen im Schlaf[11].

Keynote:
Diskrepanz zwischen Temperatur und Puls[1]; hohes Fieber mit niedrigem Puls[1].
Foetor aller Exkrete und Sekrete und Neigung zur Hämolyse[2].

Modalitäten:
> Wärme[3]; > Druck[8].
< Bewegung[8].

Toxikologie:
Aus der Materia Medica von Julius Mezger[3]:
„Wird diese Flüssigkeit Hunden in der ungefährlichen Menge von 1,25 ccm je kg Körpergewicht eingespritzt [...], so schaudern die Tiere und bewegen sich ruhelos umher; die Temperatur steigt um 2-3 Grad Celsius an; das Temperaturmaximum wird am Ende der 3. Stunde erreicht. Dabei herrscht eine große Muskelschwäche und Durst. Die Tiere werden von Erbrechen von dünnem, fäkulentem Schleim befallen, schließlich entsteht Durchfall und Tenesmus. Diese Symptome laufen in 4 bis 5 Stunden ab, und das Tier erholt sich auffallend schnell zu normaler Lebhaftigkeit und Appetit. Bei tödlichen Dosen steigern sich Darmblutung und Durchfall zu Kollaps mit tödlichem Ausgang. Der Tod wird wahrscheinlich durch die Schwäche des Herzens verursacht. Im Herzen werden

Blutaustritte im Endokard des linken Vertikels, zuweilen auch im Papillarmuskel und der Nähe der Klappen gefunden, der rechte Ventrikel ist weniger befallen. Auch in der Pleura und im Perikard finden sich Ekchymosen. Die Milz ist vergrößert und mit Blut angefüllt. Am Magen-Darm-Kanal besteht eine Kongestion und kapillare Hämorrhagie der Schleimhaut mit Ablösung des Epithels. Die Veränderung des Bluts nimmt großen Anteil am Krankheitsprozess; die Farbe ist dunkler, die Blutkörperchen klumpen zusammen; viele Blutkörperchen sind teilweise aufgelöst und teilen dem Serum eine rote Farbe mit. Die teilweise Auflösung der weißen Blutkörperchen ist vermutlich eine Ursache zu der kapillaren Stase."

Sonstiges:
Pyrogen wird gewonnen aus Ochsenfleisch[2]/Rindfleisch[4], welches mit Wasser angesetzt und 2-3 Wochen in die Sonne gestellt wird[2], eine Zersetzung findet statt[24].

Vergleiche:
Myristica[11]; Methylenblau[1]; Siegesbeckia[1].
Aconitum[11]; Baptisia[11]; Arsenicum[11]; Mercurius[11]; Gelsemium[11]; Phosphor[11]; Quinine[11]; Hepar sulfuris[11]; Silicea[11]; Sepsinum[4]; Streptococcinum[4]; Staphalococcinum[4]; Carbo vegetabilis[4]; Veratrum album[3]; Eupatorium[3]; Rhus toxicodendron[4]; Lachesis[4]; Anthracin[6]; Acidum carbolicum[9]; Secale[9]; Echinacea angustifolia[9].
Gute Vergleichsmittel in MM von J. Mezger[3] und in H. C. Allens „Nosoden"[10].

Antidot:
Nux vomica bei übermäßiger Wirkung einzelner Gaben oder bei zu großen oder zu häufigen Gaben[10]. Eup-per, Rhus-t gegen andauernde Schmerzen, Ruhelosigkeit und Knochenschmerzen[10].

Quellen

1 - Yves Laborde, Fortbildungen und ältere, aufgearbeitete Seminare von Yves Laborde. Gauting 2016-2020.

2 - Henri Voisin: Materia Medica des homöopathischen Praktikers. Landau/Pfalz 1969; 1991 (3. Auflage).

3 - Julius Mezger: Gesichtete Homöopathische Arzneimittellehre. Heidelberg 1951; 1985 (6. Auflage).

4 - William Boericke: Homöopathische Mittel und ihre Wirkungen. Leer 1927; 2008 (9. Auflage).

5 - James Tylor Kent: Kents Arzneimittelbilder. Heidelberg 1958;1990 (8. Auflage).

6 - Karl Stauffer: Klinische Homöopathische Arzneimittellehre. Regensburg 1925; 1978 (7. Auflage).

7- Matthias Dorcsi: Homöopathie, Arzneimittellehre Band 5. Heidelberg 1983; 1985 (2. Auflage).

8 - C. M. Boger: Synoptik Key. Ruppichteroth 2002.

9 - A. L. Blackwood: Praktische Materia Medica mit klinischem Repertorium. Buchendorf 2004.

10 - H. C. Allen: Nosoden. Berg 1987.

11 - James Compton Burnett: Fevers and blood poisoning and their treatment, with special reference to the use of Pyrogenium. New Delhi 2019 (Nachdruck).

12 - Katharina Peiter, Symptome aus Praxisfällen, 2020-2022.

Bisherige Erscheinung in der Reihe:

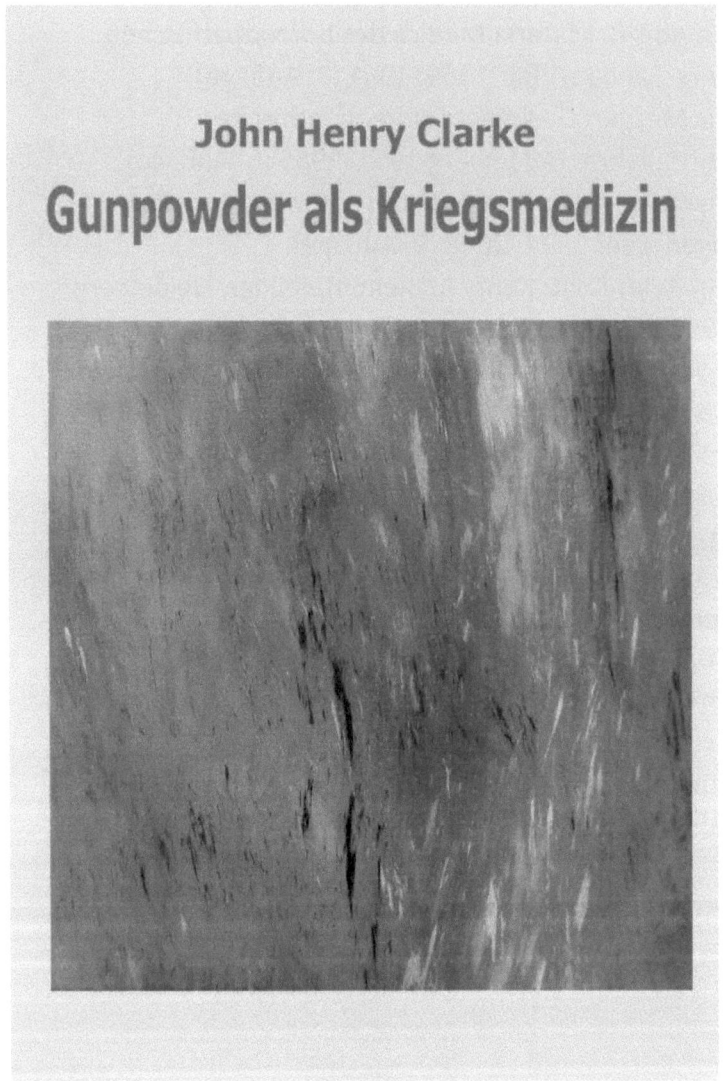